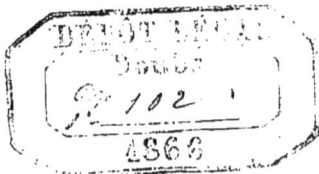

OBSERVATIONS

MÉDICALES

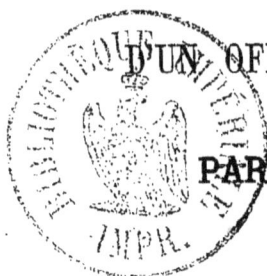

D'UN OFFICIER DE SANTÉ

PAR N. COILLOT.

SIMPLE NOTE

SUR UN NOUVEAU TRAITEMENT DU CHOLÉRA

Communiquée à l'Académie des Sciences (Institut de France).

BESANÇON

IMPRIMERIE DE JULES ROBLOT, RUE DU CLOS, 31.

1866

que le choléra n'est point contagieux ; de plus, je n'y ai jamais rencontré de cas foudroyants, ni remarqué un seul sujet atteint de cette forme cholérique que certains auteurs appellent choléra sec, c'est-à-dire sans diarrhée ; mais en revanche, pas un malade atteint du fléau régnant ne s'est offert à moi sans avoir ressenti d'abord des troubles du côté de l'estomac, invariablement suivis de cette diarrhée prémonitoire signalée par tous les médecins qui ont observé des épidémies de ce genre.

J'aborde donc sans autre préambule le traitement du choléra confirmé, tout en négligeant de m'occuper, dans cette courte note, de sa prophylaxie et du traitement de cette période prodromique que l'on est convenu d'appeler cholérine, me réservant toutefois de publier très-prochainement un travail où ces deux parties seront spécialement traitées.

Je vais en quelques mots signaler d'une manière précise la cause qui frappe constamment d'impuissance les méthodes anti-cholériques employées jusqu'à ce jour. Cette cause, depuis longtemps connue, mais sans cesse négligée, parce qu'elle était considérée comme n'ayant qu'une importance secondaire, ne jouant qu'un rôle passif dans le drame cholérique, constitue cependant à elle seule le principal et peut-être l'unique obstacle à la guérison du choléra. Sa destruction simplifie singulièrement et surtout d'une manière évidente le traitement anti-cholérique et résout enfin le fameux problème de la guérison du choléra, vainement cherchée jusqu'à aujourd'hui : je veux parler de cet enduit visqueux qui tapisse non-seulement la muqueuse gastro-intestinale, mais encore toutes les muqueuses de notre économie.

L'estomac, très-probablement, est l'organe où ce produit morbide apparaît d'abord ; puis, avec une rapidité proportionnée à l'énergie du principe cholérique, et en vertu même de cette énergie, il envahit ensuite les intestins, les bronches, la vessie, etc., etc., et, toujours sollicité par sa cause productrice, il prend en dernier lieu une épaisseur et une consistance telles que toutes ces surfaces sont littéralement imperméabilisées et frappées, par ce fait, d'inaptitude dans leurs fonctions d'absorption, et, comme conséquence inévitable, l'inertie complète de toute médication. Il est alors facile de comprendre que parmi les péripéties d'une attaque de choléra, la plus redoutable, parce qu'elle constitue une véritable asphyxie, la cyanose, en un mot, n'est incontestablement due qu'à la présence de cette couche visqueuse sur toute l'étendue des muqueuses bronchiques où elle abolit d'une manière plus ou moins absolue l'acte important et indispensable de l'oxygénation.

La cyanose ne caractérise nullement le choléra, comme le prétendent quelques médecins ; elle est simplement ici l'expression de la somme d'énergie d'un principe morbide. J'ai vu le choléra sévir sur quelques sujets sans offrir, pendant toute sa durée, de traces appréciables de ce phénomène. Dans ce cas, il est vrai, ses effets sont plus lents dans leurs évolutions, mais, à peu de chose près, le résultat final était toujours le même.

Ainsi que la cyanose, l'algidité n'a bien certainement dans cette circonstance d'autre cause que la non-oxygénation du sang et s'explique chimiquement d'une manière satisfaisante : là où il n'y a point d'oxygène, il n'y a pas de combustion possible, et sans combustion pas de chaleur.

Il fallait donc pour rétablir les fonctions absorbantes de notre économie détruire cet obstacle, cet effet d'une cause inconnue contre laquelle un si grand nombre de tentatives sont venues échouer ; mais ce n'était ni sur la vessie, ni sur les bronches, ni même sur l'estomac qu'il était possible d'agir ; rationnellement, il était trop difficile, pour ne pas dire impossible, de limiter l'action d'un agent énergique sur l'un ou l'autre de ces viscères : le gros intestin seul offrait toute sécurité comme organe où pouvaient être dirigés les premiers moyens d'action. Ainsi, d'après ces considérations, le rectum

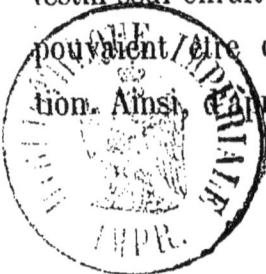

se trouve être en effet le véritable lieu d'élection où doit agir la première partie du traitement qui se compose de la préparation suivante :

Eau . . . . 200 grammes.
Nitrate d'argent cristallisé . .   1 gramme.

Mêler pour un lavement que le malade ne gardera que cinq minutes.

Immédiatement après le rejet de ce premier lavement qui n'est en réalité qu'un véritable décapage, on continue la médication de cette manière :

Eau . . . . 200 grammes.
Sulfate de quinine   1   »
Tannin :   5   »

Mêler et agiter jusqu'à parfaite combinaison.

Donner en lavement la première moitié de cette préparation ; mais, que cette première moitié ait été

ou non rejetée, administrer une demi-heure après
la seconde moitié de la même manière.

Il est important que le malade fasse tous ses ef-
forts pour conserver le plus longtemps possible et
même toujours, si rien ne s'y oppose, un ou mieux
encore ces deux demi-lavements ; de cette façon,
et après l'emploi successif de ces deux premières
parties du traitement, la diarrhée, quelle que soit
son intensité, est, dans la grande majorité des cas,
définitivement arrêtée.

A cette deuxième partie du traitement doit
succéder, sans la moindre interruption, une troi-
sième et dernière partie qui consiste à faire pren-
dre au malade, de demi-heure en demi-heure, une
cuillerée à bouche de la préparation suivante :

Eau . . . . 8 cuillerées à bouche.
Teinture de noix vomique. 32 gouttes.

Mêler.

Rarement j'ai dû épuiser cette dose avant d'avoir provoqué une réaction heureuse, et, plus rarement encore, j'ai été obligé de la franchir, si ce n'est dans les cas où, arrivant fort tard près des cholériques, leur vie était presque éteinte.

Je ne puis trop recommander de ne prescrire la teinture de noix vomique que dans son plus grand état de pureté. Toute substance étrangère qu'on y ajouterait dans le but d'en augmenter l'activité, neutraliserait son influence et annihilerait instantanément les effets qu'elle doit produire.

Les frictions ne sont utiles que parce qu'elles calment momentanément les crampes. Les boissons abondantes, chaudes ou froides, les bains, etc., etc., sont en général plus souvent nuisibles que réellement efficaces, car tout en fatiguant considérablement les malades, elles ne favorisent en aucune manière la réaction attendue : un peu de glace ou une cuillerée d'eau froide donnée de temps en temps suffit pour tromper cette soif inextinguible qui torture le patient.

La dose de nitrate d'argent employée pour la première partie du traitement peut, de prime abord, paraître exagérée ; mais si l'on réfléchit qu'étant arrivé à cette phase de sa marche que l'on nomme période algide, le choléra détermine toujours une immense dépression vitale nécessairement accompagnée d'une diminution notable de la sensibilité ; si l'on réfléchit en outre que cet enduit visqueux dont l'intestin est tapissé atténue sensiblement l'action du caustique dont le contact avec les parois de l'organe où il est déposé est d'une si courte durée, on sera convaincu qu'aucune désorganisation, aucun accident ne peuvent résulter de son usage ; et, comme on a dû comprendre combien ce procédé était rigoureusement logique, on comprendra de même toute son innocuité. Une seule fois cependant, chez un vieillard, l'action du nitrate d'argent a produit du ténesme avec évacuation d'une grande quantité de subs-

tances visqueuses, divisées en masses, dont la plu-
part avaient le volume, la consistance et l'aspect
d'une huître. Sans me préoccuper en aucune façon
de ce léger accident qui, du reste, s'est spontané-
ment dissipé en moins d'une heure, j'ai pu dès lors
continuer ma médication et la voir, comme d'habi-
tude, couronnée d'une complète réussite.

Un doute me restait à éclaircir. Etait-ce bien à
l'agent métallique employé en premier lieu que les
muqueuses étaient redevables du retour de leur
faculté d'absorber ?... Rien n'était plus facile à vé-
rifier. J'ai supprimé la première partie de mon traitement, c'est-à-dire le lavement caustique ; mais au
lieu d'obtenir, comme par le passé, des succès
presque constants, tous mes résultats étaient absolument négatifs. Le doute n'était plus permis en
face d'un fait aussi péremptoirement concluant.

Maintenant, en consultant les notes que j'ai re-
cueillies sur le choléra, et quoique complétement
fixé sur la valeur curative de la méthode que je

viens d'exposer, j'ai voulu néanmoins me rendre compte de son mode d'action sur l'organisme. Au début de mes recherches, j'étais peu disposé à admettre que le décapage d'une courte portion de l'intestin pût rétablir l'aptitude absorbante des autres organes, là où l'influence directe du sel métallique ne s'était point manifestée. Cependant, en cherchant à expliquer ce phénomène réellement remarquable, trois hypothèses également admissibles se sont présentées à mon esprit :

1° L'action du nitrate d'argent, toute limitée qu'elle est, provoquerait-elle par un effet sympathique, et en vertu de cette solidarité qui existe entre nos principaux organes, la désagrégation du produit morbide sur les autres muqueuses ?

2° Le tannate de quinine jeté sur la surface décapée, par son absorption totale ou simplement partielle, attaquerait-il assez énergiquement la cause cholérique de manière à produire en nous un retentissement assez puissant pour provoquer cette désagrégation?

3° Enfin cette désagrégation serait-elle le résultat de l'action simultanée de ces deux premiers moyens?

Cette dernière supposition me semble être la plus probable ; mais là n'était point pour moi la question capitale : il importait de guérir d'abord ; la discussion viendrait ensuite. Quant à la guérison, j'ai la certitude d'avoir indiqué, autant qu'il était possible de le faire dans l'état actuel de la science médicale, les moyens de l'obtenir, sinon toujours d'une manière absolument constante, mais du moins aussi souvent qu'elle peut avoir lieu, soit dans la pneumonie, le rhumatisme, ou dans toute autre affection, de celles surtout qui, le plus ordinairement, sévissent sur nous.

C'est donc dans le but de vulgariser ce mode de traitement dont l'application est appelée, comme je l'espère, à rendre des services de premier ordre, que j'ai cru devoir le soumettre à la haute sanction du premier corps savant de l'Europe, fermement convaincu qu'après cette communication, je n'aurai point à répéter avec le psalmiste de l'Ecriture : *Oculos habent et non videbunt, aures habent et non audient.*

Besançon, octobre 1865.

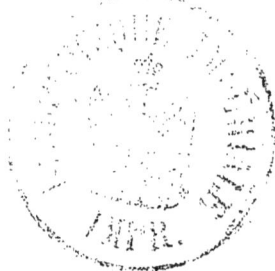

Besançon. — Imprimerie de Roblot.

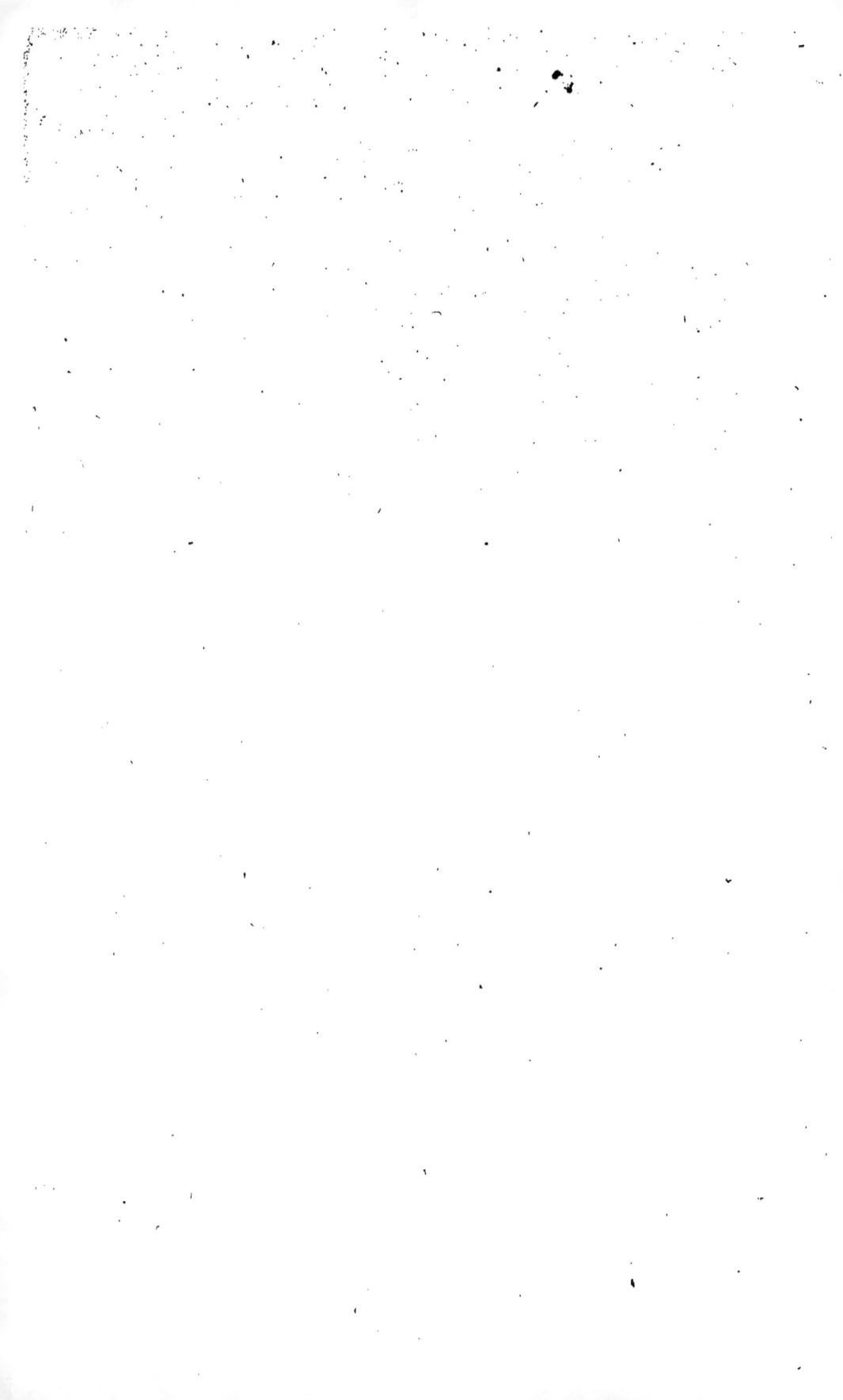

www.ingramcontent.com/pod-product-compliance
Lightning Source LLC
Chambersburg PA
CBHW070219200326
41520CB00018B/5707